CLINIQUE
THERMO-MINÉRALE
DE NÉRIS

PAR LE DOCTEUR F. DE RANSE

Médecin consultant aux eaux de Néris,
Rédacteur en chef de la GAZETTE MÉDICALE DE PARIS,
Membre et ancien président de la Société d'anthropologie,
et de la Société médico-pratique,
Membre de la Société de médecine de Paris, de la Société d'hydrologie,
De la Société de médecine publique et d'hygiène professionnelle,
De la Société des médecins des Bureaux de bienfaisance,
Des sociétés médicales du deuxième et du sixième arrondissements,
Membre correspondant de la Société des Sciences médicales de Gannat,
De l'Académie de médecine de Grenade,
De la Société médico-chirurgicale de Liège, etc.,
Chevalier de la Légion d'honneur,
Et de l'Ordre du Christ de Portugal,
Officier de l'Ordre du Nichan Iftikar.

ÉTUDE PHYSIOLOGIQUE ET CLINIQUE

SUR LES

PHÉNOMÈNES D'EXCITATION

PRODUITS PAR UNE SÉRIE DE BAINS

TEMPÉRÉS DANS UNE EAU MINÉRALE A FAIBLE MINÉRALISATION

(Mémoire lu à l'Académie de médecine et à la Société d'hydrologie)

PARIS

ASSELIN ET Cie, LIBRAIRES-ÉDITEURS

PLACE DE L'ÉCOLE-DE-MÉDECINE

—

1880

ÉTUDE PHYSIOLOGIQUE ET CLINIQUE

SUR LES

PHÉNOMÈNES D'EXCITATION

PRODUITS PAR UNE SÉRIE

DE BAINS TEMPÉRÉS DANS UNE EAU MINÉRALE

A FAIBLE MINÉRALISATION

Un traitement hydro-minéral est en général extrêmement complexe. Dans la plupart des stations thermales
on prescrit l'eau en boisson concurremment avec les
bains. Or, une eau minérale est un médicament composé
dont les effets sont difficiles à bien analyser. Son action
est la résultante des actions combinées des divers éléments qui la constituent et, dans l'état actuel de nos
connaissances, on ne saurait préjuger cette résultante
par l'étude isolée de chacun des éléments constitutifs,
car, outre l'influence réciproque qu'ils doivent exercer
entre eux relativement à leurs propriétés physiologiques
ou thérapeutiques, l'analyse chimique ne nous a pas
encore révélé à quel état de combinaison ou d'associa-
tion moléculaire ils se trouvent les uns par rapport aux
autres.

Dans les applications extérieures des eaux minérales,
le problème est loin de se simplifier. D'abord, en ne
considérant que le bain, on peut, en dehors de la minéralisation propre à l'eau, obtenir des effets différents

De Ranse 1

suivant la température et la durée du bain, suivant
qu'il est pris dans une baignoire ou 'dans une piscine,
à eau dormante ou à eau courante, dans un espace con-
finé et rempli par les vapeurs qui s'en dégagent, ou à
l'air libre, etc. Ensuite il faut tenir compte des moyens
adjuvants très divers qu'on emploie, tels que les douches
chaudes, tempérées, froides ou écossaises, générales ou
locales ; les bains d'étuve, sèche ou humide, le massage,
les inhalations, la pulvérisation, etc., etc. Enfin, si l'on
joint à tout cela les conditions hygiéniques toutes particulières dans lesquelles sont placés les malades, le
régime diététique spécial auquel parfois on les soumet,
on comprend au milieu de tous ces agents dont les
effets sur l'organisme se combinent, se modifient, se
surajoutent ou se contrarient, combien il est difficile de
faire la part de chacun d'eux. Cependant si la synthèse
qui constate l'influence générale du traitement thermal
dans tel cas donné est, à la vérité, ce qui intéresse le
plus les malades, on ne saurait se contenter des notions
purement empiriques qu'elle donne, et la science, de
qui dépendent en définitive les progrès de la pratique,
a le droit et le devoir de demander à l'analyse le secret
des médications multiples auxquelles peut répondre un
emploi judicieux des eaux minérales.

Exerçant dans une station où l'usage de l'eau en boisson est rarement prescrit, et où le bain constitue la
partie capitale du traitement, j'ai fréquemment l'occasion d'observer les effets de ce bain d'eau minérale, en
dehors des divers moyens adjuvants qu'on lui associe ;
ce sont les résultats de cette observation qu'il m'a paru
intéressant de faire connaître.

Pour bien fixer les idées et présenter le problème dans
son plus grand état de simplicité, en écartant les circon-

stances qui pourraient en compliquer l'étude et par
suite la solution, telles que la haute thermalité, les
principes volatils qui, avec les vapeurs de l'eau minérale, peuvent agir par inhalation pendant le bain sur la
surface pulmonaire, enfin les principes fixes qui, par
leur nature et leur forte proportion, peuvent exercer
sur la surface cutanée une action topique irritante, je
dois dire que l'eau minérale de Néris, classée parmi les
indéterminées, ne contient ni principe volatil, ni principe fixe, capable d'agir dans le sens qui vient d'être
indiqué ; que, dans les faits qui j'aurai à rapporter, la
température de l'eau du bain a varié de 33° à 35° centigrades, c'est-à-dire dans les limites du point d'équilibre
dit *isotherme*, limites dans lesquelles l'influence du bain
sur l'absorption et l'inhalation cutanées est réduite au
minimum ; que le bain a toujours été pris en baignoire,
dans une cabine spacieuse et dont l'aération était assez
facile pour qu'il soit permis de ne pas attacher une
grande importance au rôle joué par l'inhalation pulmonaire ; enfin que la durée du bain, au commencement
du traitement et généralement avant la manifestation
des phénomènes que j'aurai à décrire, a varié de 10 à
40 minutes.

Ceci bien établi, je céderai pour un instant la plume
à un homme qui a eu une grande expérience des eaux de
Néris et s'est acquis en hydrologie une légitime noto-
riété : j'ai nommé M. de Laurès. Voici comment ce
distingué confrère décrit les premiers effets physiologiques produits par les bains.

« Les bains tempérés, dit-il, déterminent rapidement
un sentiment de fatigue générale coïncidant avec un
abaissement assez sensible de la circulation. Pendant les
premiers moments de l'immersion dans l'eau, il se

manifeste de la gêne dans la respiration, de l'accélération momentanée dans les mouvements du cœur; ces phénomènes ne tiennent pas seulement à la pression du liquide, car le pouls finit par se ralentir un peu, et conserve plus ou moins longtemps, selon les individus, ce rhythme amoindri. Une soif plus ou moins vive se développe ordinairement après les bains, ainsi qu'une tendance au sommeil contre laquelle beaucoup de malades ont de la peine à lutter. Par suite de l'impression produite sur la peau et du changement de milieu, la sécrétion urinaire s'active aussi, et une urine claire et assez abondante est rendue immédiatement.

« Il est des cas où le traitement n'amène dans l'économie presque aucune modification ; mais, par suite de la continuation, ces accidents peuvent prendre le caractère d'uue véritable crise minérale. L'époque à laquelle elle apparaît n'a rien de fixe. J'ai vu quelquefois, sans que rien dans la constitution du malade, ni dans son affection, pût expliquer ce singulier phénomène, j'ai vu le premier bain commencer la crise, qui se révelait par des signes très accentués augmentant d'intensité pendant deux ou trois jours. Tout en regardant ces cas particuliers des premiers jours comme des exceptions, je dois dire cependant qu'elles ne sont pas rares, pas plus que le ravivement douloureux auquel l'*impression du premier bain* semble donner lieu.

« L'époque de la cure à laquelle la crise thermale apparaît varie à l'infini. C'est en général du sixième au douzième jour qu'on l'observe le plus souvent avec les symptômes suivants : sensation de fièvre, frissons légers, sans modification notable de la circulation, si ce n'est un peu d'abaissement du pouls, tête lourde avec un peu de céphalalgie intermittente, prostration considérable des forces, fatigue générale, envie de dormir pendant la journée, insomnie et agitation la nuit, langue blanche et saburrale, soif ardente; l'appétit se trouble et finit par se perdre complètement; le malade n'a plus de désir que pour les boissons fraîches à l'aide desquelles il parvient difficilement à se désaltérer. L'urine est rare et odorante, fortement colorée, sans aucun sédiment, mais avec un peu d'acide urique purulent au fond du vase. Le ventre finit par se tendre et se ballonner; coliques sèches, quelquefois avec constipation opiniâtre, d'autres fois avec une diarrhée plus ou moins abondante, qu'une ou deux purgations légères jugent assez facilement.

« On voit aussi se développer, en même temps que la crise thermale, des éruptions qui varient sous le rapport de leur forme et de leur durée. Elles se développent soit au début, soit à une époque plus ou moins avancée de la cure. Les grandes chaleurs aident à la provoquer. Elles sont constituées par des rougeurs qui s'effacent temporairement pour se reproduire avec de nouveaux bains par des plaques, des papules, des élevures sèches ou sécrétantes occupant différents points de la peau, mais le plus ordinairement les membres et le cou. Elles sont le siège d'une chaleur assez vive, d'une démangeaison qui atteint quelquefois des proportions exagérées, s'accompagne d'un malaise assez prononcé avec fièvre, agitation, etc., et commande forcément la suspension du traitement. Il n'est pas rare de les voir même dégénérer en éruption furonculeuse.

« La poussée, ajoute M. de Laurès, agit surtout dans un sens révulsif. Elle est due particulièrement à certaines conditions de durée, de thermalité qui ont sur son développement une grande influence. Ces mouvements critiques ont, suivant moi, une grande valeur dans les résultats de la cure thermale. On les observe si fréquemment à Néris, qu'on peut dire que 15 malades sur 20, les éprouvent à des degrés différents... (1). »

Le nom de M. de Laurès faisant autorité en la matière, je n'ai pas hésité à reproduire, malgré leur étendue, les passages qui précèdent. Si, dans les conditions expérimentales où je me suis placé, relativement à la température et à la durée des bains, j'ai observé moins souvent que mon savant confrère la poussée thermale, si également la crise ou fièvre thermale a été moins constante et moins intense qu'il ne l'a constatée, ce ne sont là que des différences de degrés, et il est parfaitement exact de dire que, dans la très grande majorité des cas, l'usage des bains de Néris, avant de produire l'effet sédatif qui termine et caractérise la cure thermale, provoque, du cinquième ou du sixième au dixième ou douzième jour, une excitation générale dont les caractères sont ceux décrits par l'ancien médecin inspecteur des eaux de cette station.

Mais ce qui me paraît offrir plus d'intérêt, et ce qui fait l'objet principal de ce travail, c'est, à côté de cette excitation générale d'ordre purement physiologique, et à laquelle sans aucun doute elle doit être rattachée, une excitation spéciale, propre à chaque malade et consistant dans une exacerbation des principaux phénomènes morbides qu'il présente. Il importe, avant tout, de bien établir le fait et, par des exemples pris dans toutes les catégories de malades, d'en montrer l'extrême fréquence, sinon la constance à peu près absolue.

(1) *Les eaux de Néris*, par le Dr Camille de Laurès, médecin inspecteur, Paris, 1869.

Le rhumatisme est une des affections qui contribuent le plus à grossir la clientèle des eaux minérales. Suivant la forme qu'il revêt, les tissus qu'il atteint, les complications qu'il présente, il subit plus ou moins l'excitation thermale, mais on peut dire que cette excitation ne fait jamais défaut, et les malades qui s'instruisent les uns les autres, quand ils n'ont pas une expérience personnelle, le savent si bien que, lorsqu'elle se manifeste tardivement, ils commencent à s'inquiéter du résultat de la cure.

Prenons l'une des formes les plus fréquentes et les moins graves du rhumatisme, le rhumatisme musculaire chronique, erratique, alternant ou non avec des névralgies périphériques ou viscérales. Presque toujours, dès le cinquième ou le sixième bain, sans qu'on puisse invoquer la thermalité, puisque dans mes expériences la température de 35° a été rarement dépassée, presque toujours, dis-je, non seulement les douleurs actuelles sont exaspérées, mais des douleurs anciennes, que le malade n'avait pas ressenties depuis des années, et qu'il croyait à jamais disparues, se réveillent comme pour témoigner que, sous l'influence de la diathèse, elles étaient simplement assoupies. Je pourrais citer par centaines des cas de ce genre, ils se ressemblent tous ; le fait est en quelque sorte banal.

Dans le rhumatisme musculaire aigu et circonscrit, comme le torticolis, l'omodynie, le lumbago, l'exaspération de la douleur acquiert parfois rapidement un haut degré d'intensité. Chez un jeune garçon présentant un torticolis qui, outre le sterno-mastoïdien, avait atteint les muscles profonds du cou et avait résisté à tous les moyens employés pour le combattre, au point de faire craindre une arthrite des premières articulations cervico-vertébrales, l'exacerbation a été très vive et a exigé certaines précautions au début du traitement. Puis la sédation est venue, et le malade est parti en bonne voie de guérison.

Chez les malades atteints, à une époque plus ou moins rapprochée, de rhumatisme articulaire aigu, l'excitation thermale, quelque tempérés et courts que soient les bains, peut aller jusqu'à provoquer une nouvelle attaque de la maladie avec tous ses symptômes et toutes ses complications. J'en ai observé plusieurs exemples. Le premier est celui d'un jeune homme qui, dès les premiers bains, a été repris des accidents aigus et a dû garder le lit pendant six semaines.

La femme d'un de mes confrères de Paris, rhumatisante depuis de longues années, ayant eu, pendant l'hiver qui a précédé son séjour aux eaux, une attaque de rhumatisme articulaire aigu qui a duré près de deux mois, est envoyée dans une station d'eau sulfureuse qu'elle quitte bientôt, en raison de l'excitation qu'elle y éprouve, et vient, sur le conseil de son mari, demander du calme aux eaux de Néris. Je commence par lui prescrire des bains à la température de 34° et de très courte durée, dont les premiers amènent un peu de sédation ; mais dès le septième survient une poussée rhumatismale des plus aiguës ; la fièvre est intense, la plupart des articulations se prennent successivement, et des symptômes cardiaques m'inspirent assez d'inquiétude pour me faire réclamer la présence du mari. Je dois ajouter que tout s'est bien terminé et que depuis lors, c'est-à-dire depuis cinq ans, la malade n'a pas eu de nouvelle attaque de rhumatisme aigu.

En général, quand on a assisté à des accidents semblables à ceux qui précèdent, on n'est pas tenté de recommencer l'expérience, et l'on signe volontiers le congé à ses malades. Cependant il en est que l'espoir de guérir rend plus courageux et qui, une fois la crise aiguë passée, ou même simplement apaisée, n'hésitent pas à reprendre le traitement. D'après trois faits que j'ai observés, ils n'auraient pas tout à fait tort : il semblerait en effet, qu'après ce douloureux tribut payé à l'excitation thermale, on n'a plus à attendre des eaux que l'effet sédatif.

La première observation est relative à une dame qui m'avait été adressée pour les suites d'une affection de matrice. Mais, l'année précédente, elle avait eu une attaque assez grave de rhumatisme articulaire aigu. Des bains à 35° et de dix minutes à une demi-heure de durée, réveillent dès le cinquième jour quelques douleurs et, au neuvième jour, provoquent une explosion de rhumatisme articulaire aigu. Les poignets, les genoux, les cous-de-pied, les hanches se prennent successivement; la fièvre est intense, le cœur est indemne de toute complication.

Après huit jours de souffrances, la fièvre se calme, les articulations se dégagent. La malade, qui doit partir prochainement pour une capitale du Nord où elle doit passer l'hiver, et qui attendait du traitement un effet à la fois curatif et préventif, en demande elle-même la reprise. Il va sans dire que les premiers bains sont tempérés et de très courte durée ; ils sont bien supportés ; les douleurs disparaissent, les articulations reprennent graduellement leur jeu normal ; la malade, à la fin de la cure, n'a plus que le souvenir de la crise aiguë qu'elle a traversée.

La seconde observation offre une autre variété. Il s'agit d'une dame aux prises encore avec des accidents de rhumatisme articulaire aigu, ou plutôt subaigu, qu'elle calme par l'usage, touchant presqu'à l'abus, du salicylate de soude. Les premiers bains, pris avec la plus grande circonspection, donnent lieu à une poussée articulaire véritablement aiguë. La malade, de sa propre inspiration, augmente la dose du salicylate, suspend à peine pendant un jour ou deux le traitement et augmente progressivement la durée des bains. Elle franchit ainsi, sans autre accident, la période d'excitation et arrive à celle de sédation qui lui permet de renoncer au salicylate.

Le troisième fait se rapproche davantage du premier. Le malade est un jeune homme qui a eu une attaque de rhumatisme articulaire aigu des plus graves, avec complication de péricardite et de méningite. Il lui est resté des douleurs erratiques, portant alternativement ou simultanément sur les articulations, les muscles, les troncs ou les filets nerveux. Au moment où il m'est adressé, il souffre principalement d'une névralgie intercostale qui, par instants, gêne considérablement la respiration. En l'envoyant à Néris, son médecin s'est proposé, non seulement de calmer les douleurs actuelles, mais encore et surtout de prévenir une nouvelle explosion des accidents aigus qu'il redoute pour la saison froide et humide. Les premiers bains, très courts et à 34°, exaspèrent la névralgie intercostale que je suis obligé de calmer par des injections de chlorhydrate de morphine. Bientôt la fièvre s'allume, plusieurs articulations se prennent et j'assiste, non sans quelque appréhension, à une poussée aiguë de rhumatisme. Cette fois il ne survient aucune complication du côté des méninges, ni du côté du cœur, et après une dizaine de jours la détente se produit. Sur l'avis du médecin du malade, qui ne renonce pas au but prophylactique qu'il s'était proposé en l'envoyant aux eaux, le traitement est repris avec de grands ménagements et parfaitement supporté. J'en ignore les effets consécutifs.

Parfois l'exacerbation des douleurs articulaires est modérée ; l'excitation porte sur un phénomène concomitant. J'ai donné des soins à une dame qui avait eu des complications cardiaques. Sous l'influence des premiers bains, elle a présenté, du côté du cœur, des accidents qui m'ont inspiré la plus vive inquiétude et qui ont fini par se calmer.

Une autre dame, essentiellement arthritique, et qui aurait pu servir soit de trait d'union, soit de champ de bataille entre ceux qui admettent et ceux qui rejettent une parenté étroite entre le rhumatisme et la goutte, a vu, sous l'action des bains, se réveiller des accès d'asthme qui causaient une véritable angoisse non seulement à la malade, mais encore aux assistants.

Dans le rhumatisme articulaire chronique, principalement dans le rhumatisme noueux, les trois ou quatre premiers bains produisent un calme, un bien-être suivi bientôt d'une exacerbation des douleurs et d'une exagération de la fluxion articulaire. On note parfois un véritable mouvement fébrile ; c'est, en petit, un retour à l'état subaigu. Chez les femmes délicates et impressionnables, il est sage, à ce moment, de suspendre pendant deux ou trois jours le traitement.

J'ai eu à soigner, et avec des résultats parfois très satisfaisants, bon nombre de coxalgies d'origine rhumatismale ou hystérique. L'excitation n'a jamais manqué et, dans certains cas, elle a été telle que j'ai dû pour la calmer, non seulement suspendre le traitement, mais employer des moyens énergiques, tels que des injec-

tions sous-cutanées de morphine, l'électricité, les vé-
sicatoires, la cautérisation transcurrente. Une fois les
douleurs apaisées, le traitement pouvait être repris et
continué sans entrave.

Il vient à Néris peu de goutteux; cependant il s'en
trouve parmi les névropathes qui fréquentent la station,
ou parmi les personnes qui accompagnent d'autres malades et profitent de l'occasion pour tenter une cure
thermale. Il en est de la goutte comme du rhumatisme;
les manifestations articulaires se réveillent et il n'est pas
rare, au début du traitement, de voir survenir un accès
aigu.

Les névralgies me serviront de transition entre les
affections rhumatismales et les maladies du système
nerveux. Souvent elles relèvent des premières et alter-
nent avec d'autres manifestations du rhumatisme. Ailleurs elles sont l'expression symptomatique d'un autre
état général ou constitutionnel : chlorose, anémie, hystérie, nervosisme, etc. D'autres fois elles se rattachent,
comme phénomène symptomatique ou sympathique, à la
maladie d'un organe ou d'un appareil. Enfin il en est
qui traduisent une lésion du nerf, une véritable névrite,
comme dans le zona et à la suite de différents trauma-
tismes : chute, contusion, compression, blessure, etc.
A ces névralgies périphériques il faut joindre les viscé-
ralgies, gastralgie, entéralgie, ovarie, etc., qui recon-
naissent également des causes diverses, soit générales,
soit locales. Je pourrais citer de nombreux exemples de
toutes ces névralgies, mais au point de vue spécial qui
m'occupe je ne pourrais que me répéter, car toujours
et dans tous les cas, que la névralgie soit primitive ou
symptomatique, qu'elle soit essentielle ou liée à une
altération anatomique du nerf, toujours, dis-je, j'ai

noté, à un degré plus ou moins marqué, sous la seule
influence des bains tempérés, soit une exacerbation des
douleurs présentes, soit le réveil des douleurs anciennes. Je ferai remarquer en passant que cette excitation
thermale, qui précède la phase de sédation, est indé-
pendante du siége de la névralgie et de l'immersion
dans l'eau du point affecté, car elle est aussi constante
dans les névralgies de la face que dans celles du tronc
et des membres.

Des névralgies doivent être rapprochés ces états
complexes, mal définis, protéiformes, dont elles constituent souvent l'un des symptômes les plus pénibles, et
qu'on désigne sous le nom générique et vague de névropathies. Il y a là un vaste terrain à défricher. De ces névropathies, les unes, comme l'irritation spinale, la
névropathie cérébro-cardiaque de Krishaber, etc., sem-
blent tenir sous leur dépendance l'organisme tout entier; les autres sont plus ou moins circonscrites et sem-
blent parfois se localiser en un seul point; ces dernières
ne sont pas toujours les moins pénibles. Quelque symptôme que l'on envisage dans ces états névropathiques,
il subit la loi que j'ai notée plus haut pour le phénomène
douleur. Constamment il est accru sous l'influence des
bains tempérés avant de céder à leur action sédative secondaire. J'ai déjà rapporté dans la *Clinique thermo-minérale de Néris* plusieurs faits qui démontrent le bien
fondé de cette assertion. En raison de la diversité de ces
états névropathiques, on me permettra d'en mentionner
quelques autres.

Je relève, dans mes notes, quatre cas d'irritation spinale, nettement caractérisés par la rachialgie, les irra-
diations douloureuses, des troubles fonctionnels multi-

ples, etc., et présentant chacun d'eux un symptôme ou un syndrome prédominant. Dans l'un de ces cas, c'était une acuité extrême des douleurs et une hyperresthésie excessive de la peau qui empêchaient parfois la malade de se tenir debout ou assise : la position horizontale, en portant au maximum l'étendue des points d'appui du corps, diminuait d'autant la sensibilité au niveau de chacun de ces points. Dans le second cas, il existait aussi une hyperesthésie de tout le corps, mais ce qui prédominait c'était une parésie des membres inférieurs. Chez la troisième malade il y avait surtout des troubles de la circulation, revêtant la forme d'accès fébriles irréguliers et s'accompagnant de douleurs lombo-abdominales qui se jugeaient par un flux diarrhéique. Enfin la quatrième malade présentait, comme symptômes plus spéciaux, outre des douleurs articulaires qui se rattachaient peut-être à des antécédents héréditaires goutteux, des accès de migraine très violents avec une prostration extrême, état lipothymique et ballonnement considérable du ventre. Dans les quatre cas, les symptômes communs de l'irritation spinale ont subi les effets de l'excitation habituelle, mais ces effets ont porté à un plus haut degré sur les phénomènes prédominants spéciaux à chacun d'eux.

Les vertiges, les palpitations, l'insomnie, divers troubles sensoriels et moteurs constituent les symptômes ordinaires de la névropathie cérébo-cardiaque décrite par Krishaber. Dans un cas que j'ai observé, et qui offrait un type à peu près complet de cette affection, le malade présentait, comme phénomène secondaire et spécial, une contracture des muscles du cou qui, concurremment avec l'état vertigineux, revenait sous forme d'accès

durant environ 15 heures. Le malade a fait deux saisons
à Néris; chaque fois les premiers bains ont ramené les
accès, avec vertiges et contracture musculaire.

Il est curieux de remarquer que non seulement,
comme les faits précédents le démontrent, le symptôme
prédominant est celui qui est le plus influencé par l'excitation thermale, mais encore que cette excitation, en
réveillant ou en exaspérant un symptôme, conserve à
celui-ci le type, le caractère qu'il avait auparavant.
J'ai donné des soins, presque en même temps, à trois
malades qui éprouvaient, dans les parois thoraciques,
des douleurs ayant une certaine analogie par leur siège,
leur intensité, leur forme névralgique, mais différant
entre elles par les conditions particulières dans lesquelles
elles se montraient. Le premier de ces malades, ancien
gastralgique, soumis depuis quelque temps au régime
lacté, ne sentait la douleur en question se réveiller que
lorsqu'il essayait d'ingérer des aliments solides. Chez
le second, la douleur, un peu plus étendue, et gagnant
de la paroi thoracique la région cervicale droite, de-
mandait pour se manifester une double condition : l'ingestion d'un repas et une promenade faite immédiatement après, ou tout au moins au début de la digestion.
Un exercice, quel qu'il fût, à jeun ou après le travail de
la digestion, ne réveillait pas la douleur; de même
celle-ci n'apparassait pas après un repas; il fallait, je
le répète, les deux conditions réunies, c'est-à-dire une
promenade coïncidant avec le travail de le digestion.
Le troisième malade souffrait constamment, à jeun
comme après le repas, au repos comme en se livrant
à un exercice quelconque. Chez tous les trois l'excitation produite par la première période du traitement
eut pour effet d'exaspérer la douleur, mais le degré

d'intensité fut seul modifié : la douleur resta continue chez le troisième malade, demeura soumise, chez le second, à la double condition dont sa manifestation dépendait, et, chez le premier, ne fit que traduire une susceptibilité plus grande de l'estomac sous l'influence de l'ingestion d'aliments solides.

Le vertige, que je viens de mentionner à propos de la névropathie cérébro-cardiaque, est commun à bien d'autres états névropathiques. J'ai observé à Néris trois cas de vertige de Ménière dont l'un a guéri plus tard sous l'action du sulfate de quinine à haute dose ; dans les trois cas, les accès vertigineux ont gagné en fréquence et en intensité pendant la première période du traitement hydro-minéral. J'en dirai autant du vertige stomacal, du vertige purement nerveux,. du vertige épileptique, du vertige hystérique, de celui qui accompagne et quelquefois caractérisé cette névropathie émotive qui a reçu le nom d'agoraphobie, et dont j'ai observé quelques exemples, etc., etc. L'une des malades atteintes de cette névropathie, joignait à la peur des espaces un certain degré d'hydrophobie ; le miroitement de l'eau lui donnait le vertige avec un malaise inexprimable, et elle ne se décidait à prendre un bain que dans une baignoire couverte d'un drap qui lui cachait la vue de l'eau. Ce sentiment invincible de frayeur a été porté au plus haut degré par les premiers bains et ne s'est atténué que vers la fin du traitement. A ce moment, sous l'action sédative secondaire des eaux, la malade pouvait se baigner, sans impression pénible, dans l'une des grandes baignoires en pierre qui sont réservées aux bains prolongés, et qui constituent de véritables petites piscines.

L'insomnie est parfois le phénomène dominant d'un

état névropathique. Chaque année, je reçois des malades
qui ont perdu le sommeil et qui, malgré une bonne
hygiène, malgré l'emploi des narcotiques ou à cause
de l'abus qu'ils en ont fait, ne peuvent trouver le repos
si nécessaire de la nuit. Pendant la première période
du traitement hydro-minéral, l'agitation nocturne ne
fait que s'accroître, et ce n'est que plus tard que le
calme si attendu se manifeste.

Dans plusieurs cas que j'ai observés, l'insomnie
coïncidait avec des états morbides d'ordre psychique,
hypochondrie, lypémanie, paralysie générale au début,
manie ; dans tous ces cas, les phénomènes de dépres-
sion ou d'excitation ont reçu comme un coup de fouet
sous l'influence des premiers bains. Deux fois même
j'ai dû suspendre le traitement et renvoyer les malades,
dont l'excitation pouvait devenir dangereuse, soit pour
eux-mêmes, soit pour leur entourage. Je dois ajouter
que, si j'avais pu disposer d'une installation appropriée,
j'aurais attendu, avec un espoir légitime de leur être
utile, la phase de sédation.

Les différents états névropathiques que je viens de
parcourir, et dont il est inutile de multiplier les exemples, me conduisent à la névrose par excellence, qui
peut à peu près les reproduire tous, qui parfois semble
en quelque sorte les résumer et les condenser chez une
même malade : j'ai nommé l'hystérie. Le nombre des
hystériques qu'on observe tous les ans à Néris est considérable, et il n'est pas de forme qu'on n'y rencontre,
pas de symptôme contre lequel on n'ait à lutter, tout
au moins pendant la période d'excitation qui, ici surtout, ne saurait faire défaut. Tous les phénomènes, sans
exception, tous les troubles fonctionnels de la sensibilité, générale ou spéciale, de la motilité, de la nutri-

De Ranse.   2

tion et même de l'intelligence, subissent les effets de cette excitation, et on les voit reparaître momentanément, alors que souvent ils avaient depuis longtemps disparu.

Il va sans dire que, chez une même malade, tous les symptômes ne participent pas au même degré à l'excitation générale. Chaque malade se distingue par la prédominance d'un ou de plusieurs symptômes; en consultant mes notes, je trouve, comme symptômes prédominants chez diverses malades auxquelles j'ai donné des soins, ici les phénomènes douloureux (névralgies, hyperesthésies); là, les accès convulsifs, remplacés ailleurs par un état syncopal, un état cataleptique ; plus loin les phénomènes spasmodiques (laryngisme, œsophagisme, vaginisme, mouvements choréiques, etc.), ou les phénomènes paralytiques (hémiplégie, paraplégie, anesthésies) avec ou sans contracture ; d'autres fois les troubles fonctionnels, soit menstruels (dysmenorrhée), soit circulatoires (accidents cardiaques, congestions, hémorrhagies), soit sécrétoires (ptyalisme, dysurie, anurie, anidrose, etc.), ou bien les symptômes affectifs et intellectuels (écarts de caractère, délire, hallucinations, etc.). Souvent l'un de ces symptômes domine tellement la scène, que les autres disparaissent pour ainsi dire, et que, en présence d'un tel état qui représente une forme fruste de l'hystérie, on hésite à formuler le dianostic. Dans tous ces cas, c'est le symptôme ou l'ensemble symptomatique dominant qui est le plus influencé par l'excitation thermale, quelle que soit d'ailleurs la fonction dont il exprime le trouble, la perturbation.

Après tous les détails qui précèdent, il me suffira de

dire que les bains d'eau minérale, toùjours dans les conditions expérimentales sus-mentionnées, ont pour effet,
au début du traitement, de ramener ou de rendre plus
fréquents le vertige et les accès épileptiques, d'exagérer
les mouvements incoordonnés de la chorée, les oscillations rhythmiques de la paralysie agitante, le tremble-
ment spécial de la sclérose multiloculaire, les douleurs
fulgurantes de l'ataxie locomotrice, la faiblesse et la rigidité musculaires de la paraplégie spasmodique, enfin,
d'une manière générale, les troubles sensitifs et moteurs
des affections médullaires. Parmi ces affections, j'en ai
observé quelques-unes d'origine traumatique (chute,
coups, accidents de chemin de fer); les premiers effets
du traitement restent les mêmes.

L'élément nerveux ou névropathique joue un rôle
important dans les maladies des femmes. Plusieurs ne
sont, à vrai dire, que des névroses localisées aux organes génito-urinaires; tels sont le prurit, la névralgie,
l'hyperesthésie de la vulve, le vaginisme, la coccyody-
nie, l'hystéralgie, l'ovarie, etc. D'autres s'accompagnent
de phénomènes symptomatiques ou sympathiques, qui
rentrent aussi dans le cadre des névropathies, par
exemple les névralgies, soit périphériques (névralgie
lombo-abdominale, crurale, sciatique, intercostale, etc.),
soit viscérale (gastralgie, entéralgie), certains accidents
hystériformes, la toux spasmodique, les phénomènes
de parésie, etc. Il est évident que tout ce qui a été dit
précédemment s'applique à ces différents cas.

Un second élément caractérise les affections utérines:
c'est l'élément congestif, hyperémique ou inflam-
matoire. J'ai déjà eu, dans des travaux antérieurs, l'occasion de dire que les cas où cet élément prédomine
réclament de grandes précautions dans l'administration

des eaux minérales, même prescrites en simples bains, et j'ai rapporté des exemples dans lesquels, avec moins de précautions, des accidents sérieux auraient pu se produire. C'est que l'excitation thermale porte non moins vivement sur l'élément congestif que sur l'élément nerveux, et tendrait, si l'on n'y prenait garde, à ramener à l'état aigu une phlegmasie en voie de passer à l'état chronique, à favoriser son extension, ses complications (pelvi-peritonite), d'autres fois à provoquer une congestion active pouvant aller jusqu'à des métrorrhagies.

On comprend, par cette double considération, que les premiers bains réveillent ou exaspèrent, chez les femmes atteintes de maladies de l'appareil génital, les symptômes propres à ces maladies, douleurs dans le ventre et dans les reins, chaleur, pesanteur dans les parties sexuelles, pertes blanches, difficultés de la marche, troubles nerveux, digestifs et circulatoires, etc., etc. Souvent le retour de l'époque menstruelle est hâté, et la quantité de sang perdue plus considérable. M. de Laurès, au livre duquel j'ai déjà fait plusieurs emprunts, n'a pas manqué de signaler, en y insistant avec raison, cette influence des eaux de Néris sur l'activité fonctionnelle de l'utérus, et par suite sur les différentes maladies dont cet organe peut être atteint.

Je rapprocherai volontiers de ces maladies certains états morbides affectant les organes génito-urinaires de l'homme. J'observe tous les ans à Néris des malades atteints de congestion ou d'hypertrophie de la prostate, de cystite du col ou d'autres maladies des voies urinaires, chez lesquels un symptôme, parfois extrêmement pénible, domine la scène, et me les fait adresser par leur médecin: il s'agit du spasme du col vésical ou de l'urèthre. Les trois ou quatre premiers bains produisent en général un

bien-être qui semble doux aux malades, si cruellement
tourmentés ; mais le spasme ne tarde pas à reprendre
une fréquence et une intensité des plus douloureuses, et
cette phase de recrudescence peut durer une et même
deux semaines.

Je ne dirai qu'un mot des dermatoses observées à
Néris. L'une des plus fréquentes est l'urticaire, qui
témoigne de l'impressionnabilité et de l'état dyspeptique
de nombre de malades. Après elle, vient l'eczéma, qui
constitue le fond commun de tant d'arthritiques et d'her-
pétiques. J'ai noté quelques cas d'échthyma, l'un entre
autres, dans lequel l'excitation produite par les premiers
bains a été telle que le malade, dont le séjour à Néris
était très limité, n'a pas eu le courage de poursuivre la
cure. Sans atteindre ce degré, il est de règle que l'excitation thermale donne aux dermatoses comme un coup
de fouet qui les ramène pendant quelques jours à l'état
subaigu.

Dans tous les faits que je viens de passer en revue,
et qui comprennent des exemples des différentes maladies que j'ai annuellement l'occasion d'observer, j'ai
constaté, à un degré plus ou moins marqué, une excitation spéciale portant sur le symptôme ou l'ensemble
de symptômes dont la prédominance imprime à chaque
cas son caractère particulier. Je n'ai rencontré à cette
règle qu'une exception, et encore la malade qui l'a pré-
sentée est-elle rentrée dans la règle à la saison suivante.
Il s'agit d'une dame qui offrait quelques symptômes de
congestion spinale. Depuis le premier bain jusqu'au
dernier, et consécutivement au traitement, elle n'a
éprouvé la moindre excitation, pas la plus petite exacer-

bation dans les crampes, les douleurs, les fourmillements, la fatigue, les sensations diverses dont elle se plaignait ; tous ces symptômes sont allés progressivement en s'améliorant. Mais, à une seconde saison, les phénomènes habituels d'excitation se sont produits au grand contentement de la malade qui y voyait un gage plus certain d'efficacité.

J'ai dit et je répète que c'est en général du cinquième ou sixième au dixième ou douzième bain, que cette excitation se manifeste. Il est des cas cependant où elle est plus tardive, et où elle se montre même à la fin de la cure. En pareil cas le malade part beaucoup plus souffrant que lorsqu'il est arrivé, et manque rarement de maudire les eaux. Mais la sédation, pour être tardive comme l'excitation, ne fait pas défaut, et l'année. suivante on revoit le même malade parfaitement réconcilié avec ce qu'il avait maudit.

Parmi les exemples d'excitation tardive et d'heureux effets consécutifs j'en rapporterai un dont la signification, au point de vue dont il s'agit, est des plus nettes et des plus précises. Une belle et forte jeune fille de 17 ans souffre, depuis trois ans, de douleurs névralgiques ayant pour siège les nerfs sciatiques et s'irradiant le long du rachis. Ces douleurs reviennent par accès tous les cinq ou six mois et se montrent rebelles aux différents moyens mis en usage. Il reste souvent sur le trajet de l'un des nerfs sciatiques, consécutivement à un accès, une douleur sourde qui fait boiter la malade. Dans un de ces moments, si l'on ne connaissait les antécédents, on pourrait, en raison de la douleur et de l'attitude du membre inférieur, craindre un début de coxalgie. Du reste pas d'atrophie des membres, pas de troubles de la sensibilité ; toutes les fonctions s'accomplissent parfaitement bien. Quand je vois la malade pour la première fois, elle est dans une période de claudication. La douleur est localisée sur le trajet du sciatique droit; la pression sur les différents points de ce trajet ne la réveille pas, mais la marche l'exaspère. La pression du rachis ne provoque aucune sensation douloureuse. La malade fait une première saison à Néris; l'excitation thermale est prompte à se manifester, et la douleur croît bientôt en intensité, mais la sédation suit de près, et le résultat immédiat de la cure est satisfaisant. L'effet consécutif est aussi des plus encourageants, les accès névralgiques sont devenus moins fréquents et moins pénibles; aussi l'année, suivante, la jeune malade vient elle faire une nouvelle saison.

A son arrivée, elle ne souffre pas et marche longtemps, non seulement sans boiter, mais même sans se fatiguer. Les premiers bains réveillent bien quelques sensations douloureuses, mais l'excitation est légère et se calme promptement. La malade se réjouit d'en être quitte pour si peu lorsque, tout à fait dans les derniers jours de la cure, presqu'à la veille de partir, survient l'accès le plus aigu, le plus douloureux qu'elle ait jamais éprouvé. Durant deux semaines, elle n'a fait que crier nuit et jour. Une injection sous-cutanée de 5 centigrammes de morphine, précédée ou suivie de l'administration de trois grammes de chloral par l'estomac, réussissait à peine à procurer deux heures de calme. Des frictions de toutes sortes, les courants faradiques, une bande de vésicatoire recouvrant tout le trajet du nerf, depuis son point d'émergence jusqu'au-dessous du mollet, le sulfate de quinine à la dose de deux grammes, le salicylate de soude porté jusqu'à dix grammes, etc., etc., tous les moyens employés ont échoué; la cautérisation trans-

currente n'a pas été acceptée par les parents de la
malade. Enfin au seizième jour de ce rude assaut, les
douleurs commencent à se calmer, puis elles disparaissent complètement et, plus d'un an après, elles
n'avaient pas reparu ; la guérison pouvait être considérée
comme définitive.

Ces cas d'excitation tardive m'amènent à parler d'un
autre ordre de faits qui ont, au point de vue clinique,
un grand intérêt. Il n'est pas rare, après une saison où
tout s'est passé régulièrement, c'est-à-dire où l'excitation des premiers jours a fait place à la sédation qui
caractérise l'action des eaux de Néris, il n'est pas rare,
dis-je, que les malades, dans la première, la seconde ou
la troisième semaine qui suit leur rentrée chez eux et la
reprise de leurs occupations habituelles, éprouvent un
retour offensif de toutes leurs souffrances, une sorte de
crise, parfois très aiguë, qui leur fait craindre d'avoir
perdu tout le bénéfice de l'amélioration dont ils se féli-
citaient déjà. Or, fort heureusement ces craintes ne sont
pas justifiées. Le plus souvent, sans autre intervention
thérapeutique que le repos et les calmants, la crise,
j'emploie volontiers ce mot, qui me paraît ici devoir être
pris dans son véritable sens, la crise s'atténue et dispa-
raît d'elle-même, laissant le malade dans un état d'amélioration qui ne fait que s'accroître et s'affermir.

Je pourrais citer de nombreux exemples de cette
excitation consécutive au traitement, qu'on peut appeler
excitation ou crise *post-thermale*. J'en ai déjà mentionné
quelques-uns dans la *Clinique thermo-minérale de
Néris*. L'un des premiers que j'ai observés est relatif
à un névropathe qui, entre autres troubles nerveux,
souffrait d'une douleur épicrânienne toute spéciale,

résistant à tous les moyens et ne cédant, pour deux ou trois jours, qu'après une pollution ou un rapprochement sexuel. Le malade, ayant le sens génital très excité, s'était condamné à une continence presque absolue : de là très probablement l'origine de ses souffrances. Une saison à Néris, dont les bains temperés firent tous les frais, lui procura un calme qu'il ne connaissait pas depuis dix ans. Mais, quelque temps après son retour chez lui, il m'écrivit une lettre désespérée dans laquelle il me disait que tous ses maux avaient reparu avec une notable aggravation. Je crus alors comme lui, n'ayant pas encore l'expérience suffisante, que le traitement thermal lui avait été plus défavorable qu'utile; mais ce n'était qu'une crise, comme j'en ai observé depuis dans d'autres cas.

Quelquefois cette crise débute, comme chez la jeune malade dont j'ai rapporté un peu plus haut l'observation, à la fin du traitement, mais est moins prompte à se juger. Tel a été le cas d'un ataxique chez lequel le réveil et l'exacerbation des douleurs fulgurantes ont dû faire abréger la durée de la cure. Rentré chez lui, il a souffert cruellement pendant deux mois, et l'impuissance de la locomotion est devenue absolue. Puis, sans intervention d'aucune médication nouvelle, les douleurs se sont calmées, les forces sont revenues, l'état général s'est amélioré et, avec le simple appui d'une canne, le malade a pu sortir, se promener, surveiller par lui-même l'exploitation d'une propriété. Une seconde cure a été suivie, mais à un moindre degré, d'effets à peu près semblables.

Les cas de ce genre sont assez fréquents pour que je ne manque pas de prévenir les malades de la possibilité de cette crise *post-thermale*. Ainsi un autre ataxique, à

la suite d'une saison qui avait produit chez lui une amélioration notable, m'écrivait : « Vous avez été bon
prophète. Quelques jours après mon arrivée à la cam-
pagne, la crise annoncée s'est produite, mais d'une
manière bien extraordinaire.

Cette faiblesse sous la cheville du pied droit, dont je
me plaignais sans cesse à Néris, avait pour ainsi dire
disparu, et j'ai éprouvé pendant cinq ou six jours au
même pied des crampes qui se produisaient au moment où il posait à terre ; la jambe correspondante avait
des mouvements désordonnés.

« J'ai eu en même temps une série de douleurs fulgurantes, pas très fortes, mais revenant presque toutes les
nuits. Cet état a duré de neuf à dix jours. Mais malgré
cela l'équilibre que j'avais acquis aux eaux ne disparais-
sait pas ; je sentais, au contraire, qu'il augmentait tous
les jours, et c'est ce qui me faisait patienter contre ce
désordre général.

« Peu à peu tout cela s'est calmé ; les crampes ont à
peu près disparu et ce n'est qu'à la fin de la promenade,
c'est-à-dire quand je suis fatigué, qu'elles reviennent,
et elles ont pour effet de me faire poser le pied légère-
ment de côté ; ma jambe se fortifie un peu tous les jours,
ainsi que ce maudit pied, et si elle peut arriver a être
comme sa voisine, je n'aurai plus besoin d'un bras pour me
soutenir. Au début de la promenade je marche tout seul
avec ma canne, et c'est la peur de sentir arriver cette
contraction du pied qui me fait éprouver le besoin
d'un aide.

« En résumé, je vais beaucoup mieux, et l'équilibre
(chose fort appréciable, je vous l'assure) revient et j'ai
fait des progrès assez sensibles. »

Parmi les maladies qui sont le plus sujettes à l'excitation *post-thermale*, les affections utérines occupent peut-être le premier rang. Des malades qui ont pris seulement des bains, avec introduction d'un spéculum spécial permettant l'accès de l'eau du bain jusqu'au col et dans les culs-de-sac vaginaux, sont reprises, une fois de retour chez elles, des douleurs et des autres accidents pour lesquels elles étaient venues aux eaux. Il semble que le traitement thermal, tout eu produisant une sédation dans la plupart des symptômes, a laissé après lui une susceptibilité de l'appareil génital en vertu de laquelle, sous l'influence des fatigues du voyage, parfois de quelques imprudences que les malades, se sentant mieux, ne laissent pas de commettre, les phénomènes morbides reparaissent avec une nouvelle intensité. Mais ce réveil des souffrances n'est que momentané, il constitue le plus souvent une véritable crise qui se juge par le simple repos, et les malades recouvrent d'une manière définitive tous les bénéfices du traitement.

Les développements et les observations qui précèdent permettent d'établir nettement l'action primitive, sur l'organisme sain ou malade, des bains tempérés pris dans une eau minérale à faible numératisation. Ils démontrent qu'il se produit, pendant la première période du traitement, deux ordres de phénomènes solidaires, sans aucun doute, l'un de l'autre :

1° Une excitation générale, d'ordre physiologique, plus ou moins marquée suivant la susceptibilité des individus, la température et la durée du bain;

2° Une excitation spéciale, en rapport avec la maladie dont les individus sont atteints, et portant principalement sur les symptômes qui dominent la scène morbide.

Cette excitation a lieu d'ordinaire du cinquième au douzième bain ; parfois, elle est tardive et ne se manifeste qu'à la fin du traitement ; assez souvent elle se reproduit, sous forme de crise *post-thermale*, dans les premières semaines qui suivent la cure.

Une fois le fait bien établi, il est intéressant d'en rechercher, dans la mesure que nos connaissances actuelles le permettent, l'interprétation physiologique. On a attribué tour à tour cette action excitante primitive des bains d'eau minérale naturelle aux propriétés physiques, en particulier à la thermalité de l'eau ; — à l'absorption et à l'action consécutive sur l'organisme des principes qu'elle renferme en dissolution ; — à l'action irritante et révulsive sur la surface tégumentaire de ces mêmes principes ; — enfin à une modification de l'innervation cutanée et secondairement, par sympathie ou action réflexe, de l'innervation des autres systèmes ou appareils de l'économie. J'examinerai successivement ces différentes manières de voir, en restant toujours dans les conditions expérimentales où je me suis placé.

Et d'abord, en ce qui concerne la thermalité, qui aurait pour effet de produire une excitation générale en élevant la température du corps, en activant la circulation, en congestionnant fortement la peau, en exagérant ses fonctions de sécrétion et d'exhalation, etc., je ferai remarquer qu'il ne s'agit, dans les faits relatés plus haut, que de bains tempérés, dont la température a oscillé autour de 34° sans dépasser 35° centigrades. Or à cette température les bains d'eau ordinaire, pris en série successive, comme les bains d'eau minérale, ont une action calmante primitive, sans passer, que nous sachions du moins, par une phase quelconque d'excitation. Serait-

ce que la chaleur naturelle des eaux minérales aurait
des propriétés physiologiques différentes de la chaleur
artificielle des eaux douces? La question a été plus d'une
fois posée, et presque toujours résolue par la négative.
La physique nous enseigne que le calorique, de quelque
source qu'il provienne, obéit aux mêmes lois. Jusqu'a
nouvel ordre, la physiologie fera sagement d'accepter
pour elle-même cette donnée. Je conclus donc de ces
quelques considérations que la thermalité seule ne saurait rendre compte des phénomènes d'excitation que j'ai
observés.

On sait que Scoutetten attribuait un rôle important à
l'électricité dans l'action des eaux minérales. Ses idées
ont soulevé de nombreuses objections, dont une com-
mission instituée par la Société d'hydrologie s'est faite
l'interprète. Il y aurait peut-être lieu, comme je le mon-
trerai plus loin, d'étudier à nouveau la question ; en
attendant, on ne peut que demeurer sur une prudente
réserve.

Une autre question, qui a provoqué bien des recherches, soulevé bien des discussions, et qui ne semble
pas encore complètement jugée, est relative à l'absorption par la peau des principes dissous dans une eau
minérale. D'après bon nombre d'auteurs, cette absorption est nulle. Par exemple, après avoir rapporté et
discuté la plupart des expériences plus ou moins
contradictoires instituées à ce sujet, M. Oré, à l'article
Bains du Nouveau Dictionnaire de Médecine et
de Chirurgie pratiques, conclut « que les bains
simples, minéraux ou médicamenteux, n'ont qu'une
action de contact qui variera suivant la nature des
substances en dissolution. »

D'autres auteurs admettent que l'eau du bain et les

matières salines qu'elle tient en dissolution peuvent pénétrer, mais en quantité infinitésimale, dans l'économie. « L'absorption de l'eau, dit M. Béclard (1), est un phénomène passager, accessoire, très complexe et qui nécessite pour s'effectuer des conditions exceptionnelles, c'est-à-dire le séjour assez prolongé dans un milieu liquide..... Lorsque l'eau des bains renferme des substances dissoutes, des sels solubles, par exemple, l'eau absorbée en entraîne avec elle, mais de très faibles proportions. »

De son côté, M. Paul Bert, après avoir admis que la peau se laisse pénétrer par l'eau, tend à partager l'opinion de Homolle, Brücke, Ludwig, Milne-Edwards, d'après laquelle les membranes animales, en vertu d'un phénomène auquel ce dernier auteur a donné le nom de *filtration élective*, retiendraient au passage les sels dissous dans l'eau dont elles se laisseraient imbiber.

« Quoi qu'il en soit du point de théorie, ajoute M. Bert (2), il demeure acquis à la science que les bains médicamenteux, dans les conditions de température et de durée où on les administre, doivent être, sous le rapport de l'absorption, ramenés au rang des médications infinitésimales. Je ne suis cependant pas convaincu qu'il ne faille faire quelque exception pour certains bains qui, comme les bains alcalins, paraissent susceptibles d'agir assez rapidement sur l'épiderme et sur la matière sébacée. »

Les citations qui précédent résument l'état de la question sur l'absorption cutanée de l'eau et des principes qu'elle tient en dissolution. Cette absorption, dans

(1) Art. *Absorption*, *in* Dict. encycl. des sc. méd.
(2) Art. *Absorption*, *in* Nouv. dict. de méd. et de chir. prat.

les limites où elle s'exerce, peut-elle rendre compte des phénomènes d'excitation que j'étudie en ce moment? Répondre par l'affirmative serait véritablement faire un acte de foi en l'honneur de l'un des dogmes de la doctrine hahnemannienne. Supposons, en effet, les conditions les plus favorables à l'absorption, soit une température de 20 à 25° centigrades ; d'après M. Béclard, la quantité d'eau qui peut pénétrer dans les voies de l'absorption s'élève rarement au-dessus de 30 à 40 grammes pour un bain entier de trois quarts d'heure à une heure de durée. Or, d'après les analyses de M. Lefort, l'eau de Néris, contient par litre $1^{gr},1445$ de résidu salin. Si 30 grammes de cette eau sont absorbés, et que le phénomène de filtration élective, rappelé plus haut, ne se produise pas, on voit, en établissant une simple proportion, qu'il pénétrerait par absorption dans l'organisme $0^{gr},06867$ d'un résidu salin, composé principalement de bicarbonates, de sulfates et de chlorures, sels que nous ingérons en de bien autres proportions à chacun de nos repas. Notons d'ailleurs que le chiffre qui précède, quelque minime qu'il soit, est un maximum ; on peut juger par là, dans mes expériences où la température du bain est au point isotherme, où par conséquent l'absorption est à peu près contre-balancée par l'exhalation, on peut juger, dis-je, des quantités infinitésimales de substances salines qui peuvent être absorbées, si tant est qu'il y ait réellement absorption.

Je ne crois pas nécessaire d'insister davantage pour montrer qu'il serait contraire au simple bon sens d'attribuer l'excitation générale ou spéciale des bains à l'absorption des principes salins et à leur action consécutive sur l'économie.

Les eaux minérales renferment souvent en dissolution

des gaz; dont l'absorption par la peau est plus active que celle de l'eau ou des principes fixes ; ces gaz se mélangent en outre aux vapeurs et, dans certains cas, aux principes volatils qui se dégagent du bain, et viennent offrir un aliment à l'absorption pulmonaire. Dans mes recherches, le seul gaz dissous en proportion notable dans l'eau minérale était l'azote, et il n'y avait pas de principe volatil en quantité appréciable. L'absorption pulmonaire est donc, au même titre que l'absorption cutanée, étrangère aux phénomènes d'excitation observés.

Si les bains minéraux n'agissent pas par absorption, ils ne peuvent, suivant l'expression de M. Oré, agir que par un simple contact. Mais comment faut-il entendre ce mode d'action? Est-ce une action purement topique, irritante, ressortissant à la médication révulsive? Je ne le pense pas. Qu'il en soit ainsi avec certaines eaux fortement minéralisées, c'est possible; mais avec les eaux à faible minéralisation, comme celle qui a servi à mes expériences, la stimulation cutanée, quand la température du bain ne dépasse pas le degré que j'ai indiqué, reste modérée et présente rarement le caractère d'une véritable révulsion. Du reste, cette révulsion rendrait difficilement compte des phénomènes d'excitation spéciale que j'ai décrits.La simple stimulation des fonctions de la peau, à laquelle des auteurs ont quelque tendance à rapporter les principaux effets des bains minèraux, me semble aussi insuffisante à expliquer ces mêmes phénomènes. Je crois qu'on peut comprendre différemment cet action de contact des eaux minérales, et ceci me conduit à la dernière des interprétations que j'avais à examiner.

D'après cette manière de voir, l'excitation, tant générale
que locale ou spéciale, des bains d'eau minérale, serait
due, ai-je dit, à une modification de l'innervation cutanée
et, secondairement, par sympathie ou action réflexe, de
l'innervation des autres systèmes ou appareils de l'économie. Ce n'est encore là évidemment qu'une hypothèse,
mais on y arrive forcément par exclusion des autres, et,
jusqu'à ce qu'on en trouve une qui rende mieux compte
des phénomènes et satisfasse ainsi davantage l'esprit,
on est autorisé à l'accepter.

« Au lieu de rechercher tout au fond de l'organisme
quelque parcelle de substance absorbée, dit M. de Laurès
dans le livre que j'ai déjà cité, ne serait-il pas plus
logique de regarder de plus près à la surface et d'étudier
plus attentivement ce qui se passe dans la peau elle-
même, dont les fonctions sont encore si peu connues,
et dans la vaste couche nerveuse étalée sous l'épiderme?
Les excitations de différents genres qui l'impressionnent
peuvent retentir dans l'économie tout entière, par des
influences diverses, sur les grands appareils, et imprimer
des modifications importantes aux principales fonctions.
La solution de ce problème est bien faite pour tenter les
expérimentateurs. »

Je pense exactement comme mon savant confrère (1),
et ce travail a surtout pour but de poser nettement le
problème, et d'en montrer tout l'intérêt.

En admettant donc cette action excitante ou modifica-
trice de l'innervation cutanée, on doit se demander et

(1) Depuis que ce mémoire est composé, j'ai appris la mort de
M. de Laurès ; j'ai exprimé ailleurs, mais je crois devoir exprimer
de nouveau ici les profonds regrets qu'a causés à tout le corps mé-
dical la perte d'un confrère si sympathique et si justement es-
timé.

De Ranse.   3

rechercher par quel mécanisme intime elle se produit. Faut-il la considérer comme une action dynamique, que la physiologie a le droit d'enregistrer, mais qui échappe à nos moyens d'analyse? Une telle manière de voir serait contraire à l'esprit de recherche, à l'amour du progrès qui anime la génération actuelle. L'insolubilité d'un problème physiologique n'existe pas à priori ni d'une manière absolue; elle ne saurait être que transitoire, car il suffit souvent d'une découverte inattendue pour faire tomber le voile jusque-là impénétrable qui cachait la vérité qu'on s'était attaché à poursuivre.

Pour revenir à mon sujet, je ferai remarquer que, dans un bain d'eau minérale, l'excitation directe des filets nerveux étalés à la surface du derme ne peut provenir que de deux ordres d'excitants : excitants physiques ou excitants chimiques.

Les excitants physiques, dont il peut être ici question, sont la chaleur du bain et l'électricité développée par la transformation des substances dissoutes dans l'eau. La thermalité n'interviendrait pas, dans ce cas comme dans la première hypothèse que j'ai examinée, à titre d'agent irritant, de révulsif plus ou moins puissant, pouvant aller jusqu'à congestionner fortement et même jusqu'à phlogoser la peau, mais comme un excitant local, direct, de l'extrémité des fibres nerveuses cutanées.

On peut, d'un autre côté, sans revenir à la théorie de Scoutetten, comprendre l'influence sur la peau des actions électriques diverses développées dans le bain minéral par analogie avec ce qu'on voit se passer lorsque, chez un malade atteint de différents troubles nerveux, algies, anesthésies, contractures, etc., on fait agir sur la peau une armature métallique, le courant d'une pile, un barreau aimanté. S'il suffit parfois d'un simple an-

neau de métal, dont le point d'application est des plus
circonscrits, pour modifier complétement l'état de la
sensibilité générale chez un malade, il n'y a pas lieu
de s'étonner que les courants produits dans les bains
d'eau minérale, en agissant sur la presque totalité de
la surface cutanée, ne puissent, quelque faibles qu'ils
soient, en modifier profondément l'innervation. Pour-
suivant l'analogie,on peut ajouter que,de même que dans
les expériencesdemétalloscopie,leseffets varient suivant
le métal employé, de même l'action sur la surface tégumentaire du bain d'eau minérale doit varier avec la
composition chimique des principes dissous. Il y a là
de nouvelles études d'un haut intérêt à entreprendre ;
je ne puis en ce moment que les signaler.

Mais il est possible, il est même probable que, dans
leur contact avec les fibres nerveuses du derme, les
principes dissous dans les eaux minérales agissent
comme excitants chimiques en même temps que comme
excitants physiques. Ceci encore contribuerait à expliquer la diversité d'action des bains minéraux en rapport
avec la variété de la constitution chimique des eaux.
Sans doute les expériences d'Eckhard et de Kühne ont
montré que, pour exciter un nerf, les solutions salines
doivent être concentrées ; mais on peut dire que, dans
le bain minéral, l'étendue du réseau nerveux soumise à
l'excitation chimique compense le degré de dilution des
sels dissous.

Une autre objection peut être adressée aux aperçus
que je viens de développer. Si, comme je l'ai démontré
plus haut, les principes fixes des eaux minérales ne sont
pas ou sont peu absorbés, comment arrivent-ils au contact des fibres nerveuses du derme pour agir sur elles,
soit comme excitants physiques, soit comme excitants

chimiques ? Il n'est pas irrationnel d'admettre que des quantités de principes fixes, suffisantes pour produire cette double excitation à la surface du derme, mais insuffisantes pour aller, après une absorption plus complète, agir sur l'intimité des humeurs ou des tissus, peuvent traverser l'épiderme, quand celui-ci, dépouillé de la matière sébacée qui le recouvre, s'est laisse imbiber, ramollir par l'eau minérale. Et de fait, ainsi que je l'ai dit plus haut, ce n'est qu'après quatre, cinq, six bains et plus, qui ont permis à l'épiderme de subir cette sorte de préparation préalable, que les phénomènes d'excitation se manifestent. Du reste, on peut se demander si le contact absolu des fibres nerveuses avec les substances minérales dissoutes dans l'eau est indispensable pour que l'excitation se produise, et si l'interposition d'un épiderme fortement imbibé et imprégné de ces substances, au moins dans une partie de son épaisseur, est un obstacle insurmontable à leur action. Ici encore de nouvelles recherches sont nécessaires.

En attendant, je me crois autorisé à conclure des développoments qui précèdent que, dans mes expériences, les phénomènes d'excitation que j'ai constamment observés sont dus très probablement à une action directe, sur les filets nerveux de la surface du derme, des principes minéraux dissous dans l'eau et jouant le rôle soit d'excitants physiques, soit d'excitants chimiques, ou l'un et l'autre à la fois. Cette excitation du réseau nerveux cutané retentit sur l'économie tout entière, mais principalement sur les appareils ou les organes dont l'innervation déjà atteinte est d'autant mieux disposée et plus prompte à en subir le contrecoup : de là, le double fait d'excitation générale et d'excitation locale ou spéciale sur lequel j'ai tant insisté.

Cette excitation peut-elle servir de criterium pour prévoir le résultat de la cure thermale ? Est-il vrai, par exemple, de dire que, plus elle est vive, intense, plus l'action des eaux sera salutaire ? J'ai cité un cas, le seul il est vrai que j'aie observé, où, en l'absence de toute excitation, l'amélioration éprouvée par la malade a été des plus marquées et des plus durables. Il est un grand nombre de personnes, surtout parmi les rhumatisants et les névropathes, qui sont d'une impressionnabilité exquise et réagissent vivement sous l'influence de n'importe quelle médication ; mais souvent l'effet de cette médication est aussi prompt à disparaître qu'il l'a été à se manifester ; on ne peut donc pas chez elles préjuger le résultat consécutif du traitement hydro-minéral par l'intensité de la réaction immédiate. D'une manière générale, cependant, on doit plutôt se féliciter que se plaindre de payer un généreux tribut à l'excitation thermale.

RÉSUMÉ ET CONCLUSIONS.

Je résumerai mon travail dans les propositions suivantes :

1° Des bains à la température de 33° à 35° centigr. et de 10 à 40 minutes de durée, pris dans une eau minérale naturelle ne contenant en dissolution que 1 gr. 1445 de principes fixes, produisent, du cinquième au douzième jour, des phénomènes d'excitation de deux ordres : d'abord, une excitation générale d'ordre physiologique, caractérisée principalement par un mouvement fébrile plus ou moins prononcé, de l'agitation pendant la nuit, de la courbature pendant le jour, des troubles variables de la digestion, parfois une légère poussée à la peau ; en second lieu, une excitation spéciale, variant avec la nature de la maladie, les dispositions particulières de chaque malade, et consistant dans une exacerbation des symptômes qu'il présente, principalement de ceux qui dominent la scène morbide.

2° Cette excitation spéciale, dans les nombreuses observations que j'ai recueillies, n'a fait défaut qu'une fois ; il est donc permis de dire qu'elle est à peu près constante. Elle porte, sans exception, sur tous les troubles fonctionnels, sur tous les symptômes que peuvent présenter les malades soumis à l'action des bains ; il suffit, pour résumer les faits cliniques rapportés p'us haut, d'énumérer rapidement : les douleurs et les fluxions articulaires du rhumatisme, qui passe quelquefois à l'état aigu ; — les douleurs névralgiques, qu'elles soient primitives ou symptomatiques d'une autre affection, parfois d'une lésion des nerfs qui en sont le siège ; — les phénomènes protéiformes, douleurs, hyperesthésie ou anesthésie, vertiges, palpitations, lipothymies, agitation, insomnie, etc., qui marquent certains états névropathiques tels que l'irritation spinale, la névropathie cérébro-cardiaque, la maladie de Menière, l'agoraphobie, et tant d'autres que la clinique n'a pas encore définis ; — les troubles fonctionnels non moins variés de l'hystérie, névralgies, accès convulsifs, état syncopal, état cataleptique, spasmes, contractures, délire, hallucinations, etc.; — les mouvements incoordonnés de la chorée ; — les oscillations rhythmiques de la paralysie agitante ; — d'une manière générale, les troubles sensitifs et moteurs des affections spinales, tels que les douleurs fulgurantes et l'incoor-

dination motrice de l'ataxie, la faiblesse et la rigidité
musculaires de la paraplégie spasmodique, les fourmillements, les picotements, les dysesthésies de certaines
formes de myélite, etc ; — les phénomènes nerveux et
congestifs des affections utérines ; — les symptômes
spasmodiques de certaines maladies des voies urinaires
chez l'homme ; — l'irritation de la peau causée par les
dermatoses, urticaire, eczéma, ecthyma, etc.

3° L'excitation, qui se manifeste d'habitude du cinquième au douzième jour, est parfois tardive et n'apparaît
que dans la dernière période du traitement. Assez souvent, dans les premières semaines qui suivent la cure,
surviennent de nouveaux phénomènes d'excitation qui
constituent une véritable crise *post-thermale* ;

4° Si, dans les conditions expérimentales sus-mentionnées, on recherche la cause de cette excitation, on
ne la trouve ni dans la thermalité de l'eau, ni dans
l'absorption et l'action consécutive sur l'organisme des
principes minéraux dissous, ni dans une action irritante et révulsive sur la surface tégumentaire de ces
mêmes principes ; cette cause semble plutôt résider
dans une modification de l'innervation cutanée et secondairement, par sympathie ou action réflexe, de l'innervation des autres systèmes ou appareils de l'économie, en particulier des organes ou appareils malades.

5° Cette modification de l'innervation cutanée ne saurait s'expliquer par une action dynamique mal définie ;
il paraît rationnel de l'attribuer à une excitation directe
des fibres nerveuses de la surface du derme par les
principes minéraux dissous dans l'eau, et jouant le rôle
soit d'excitants physiques, soit d'excitants chimiques,
soit l'un et l'autre simultanément. C'est vers la déter-

mination de ces actions élémentaires que doivent tendre les nouvelles recherches.

6° Au point de vue clinique, le degré de l'excitation thermale ne peut servir de criterium absolu pour faire préjuger les effets de la cure ; on peut dire cependant qu'une excitation franche et vive est en général d'un pronostic favorable.

Paris. — Typ. de V.-A. Parent, r ue Monsieur-le-Prince, 29-31.